AF460925

POUR SE DÉFENDRE

CONTRE

LA TUBERCULOSE PULMONAIRE

BIBLIOTHÈQUE NATIONALE
R.F.
IMPRIMÉS

LE CARNET DU TUBERCULEUX

POUR SE DÉFENDRE

CONTRE

LA TUBERCULOSE PULMONAIRE

BIBLIOTHÈQUE NATIONALE
R.F.
IMPRIMÉS

Ce qu'il faut faire,

Ce qu'il ne faut pas faire.

DÉPOT LÉGAL
Vienne
N° 248
18..

PAR

Le Dr Léon CHAUVAIN

Secrétaire de la Commission de la Tuberculose

PRÉFACE PAR P. BROUARDEL

Doyen de la Faculté de Médecine de Paris

Vice-Président de la Commission de la Tuberculose

Membre de l'Institut

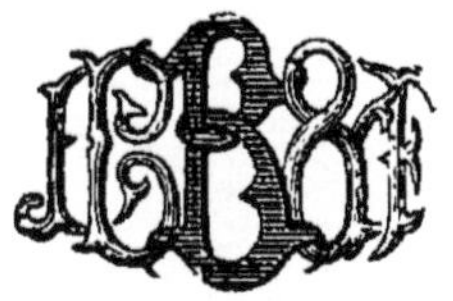

PARIS

LIBRAIRIE J.-B. BAILLIÈRE ET FILS

19, Rue Hautefeuille, près du boulevard Saint-Germain.

1901

Tous droits réservés.

Mon Cher Confrère,

Vous me demandez de présenter ce petit carnet au public médical. Je me rends volontiers à votre désir, car je pense qu'il peut rendre de véritables services.

Les derniers travaux sur la tuberculose démontrent que, pour guérir, un malade doit s'astreindre à des précautions hygiéniques minutieuses, continues. Il les observe plus exactement dans un sanatorium discipliné, mais, à défaut d'un établissement spécial, il peut et il doit, dans son intérêt, et celui de sa famille, se conformer aux règles.

Celles-ci sont connues des médecins.

Mais le médecin donne ses conseils oralement, il ne peut songer à libeller une ordonnance qui les contienne tous.

Vous avez pensé qu'en coordonnant ces règles, en les laissant imprimées entre les mains du malade, il en comprendrait mieux le but, et que, pouvant consulter son carnet à chaque moment de la journée, il obéirait plus fidèlement aux indications de son médecin.

Je crois que vous avez raison, que, en substituant au vague des conseils donnés sous l'inspiration des événements du jour une sorte de formulaire visant leur évolution successive, vous rendrez service au malade et au médecin, et que vous aurez fait œuvre utile.

Agréez, mon cher Confrère, mes vœux pour le succès du *Carnet du Tuberculeux*.

P. BROUARDEL.

28 septembre 1900.

LE CARNET DU TUBERCULEUX

POUR SE DÉFENDRE

CONTRE

LA TUBERCULOSE PULMONAIRE

I

A l'heure présente, nombre de tuberculeux guérissent, les uns par la seule réaction de leur organisme réfractaire, les autres par un traitement rationnel longuement et scrupuleusement suivi.

On a dit et redit que la tuberculose pulmonaire était *curable;* oui, mais avec des efforts et une volonté très ferme.

C'est pourquoi nous insistons, dans le *Carnet du tuberculeux*, sur les moindres détails; ils ont tous leur importance.

Quand le malade aura lu ce petit volume, il le relira une seconde, puis une troisième fois, et, un à un, tous ces préceptes se graveront dans sa mémoire.

Bientôt ils seront pour lui des lois, qui, passant dans ses habitudes, dépouilleront leur caractère rigide : il finira par suivre ces prescriptions aussi facilement qu'il faisait d'abord le contraire.

Quant aux principes de la prophylaxie, trop d'intérêts sont en jeu, trop d'existences sont menacées pour voir d'un œil indifférent les moyens d'entraver la contagion.

Ici ce ne sont plus des conseils que, dans son intérêt personnel, il fera bien de suivre; ce sont des devoirs que, dans l'intérêt de tous, il devra remplir.

II

Que n'a-t-on pas écrit sur la tuberculose pulmonaire? Quel peut être le but d'un opuscule sur ce sujet?

On a beaucoup fait contre ce terrible mal.

On n'a pas encore fait assez, puisque la mortalité des phtisiques n'est pas enrayée dans sa marche progressive.

Dans l'Europe occidentale, vingt pour cent des décès sont attribués à la tuberculose.

En France, cent cinquante mille décès par an sont considérés comme son œuvre.

De nombreuses méthodes thérapeutiques sont en vogue.

Ceux qui préconisent un système, à l'exclusion des autres, s'éloignent peut-être de la sage modération.

C'est ainsi que l'on voit certains partisans de la cure d'air refuser par principe les médicaments demandés par les malades, contre des symptômes passagers.

Tant que le sérum curateur ne sera pas découvert, — si tant est qu'il soit réalisable — le devoir des praticiens est d'emprunter à chaque méthode ce qu'elle a de bien.

L'éclectisme est de mise, en médecine, mieux que partout ailleurs.

On ne peut pas dire qu'il existe un seul moyen de guérir la tuberculose ; il en existe beaucoup.

L'application particulière à tel ou tel cas est le problème à résoudre.

C'est pourquoi le tuberculeux, plus que tout autre malade, doit suivre exclusivement le traitement du médecin.

Le but de ce *Carnet* n'est pas de remplacer le médecin, mais au contraire de montrer sa nécessité.

Nous nous sommes proposé d'indiquer au tuberculeux les notions d'hygiène sur lesquelles les phtisiologues sont d'accord.

En regard de chaque page de préceptes, nous avons à dessein laissé une page en blanc, afin que le malade puisse remplacer la formule qui convient en général par la prescription spéciale de son médecin.

Il ne faut pas que le malade veuille imposer au docteur une ligne de conduite, il faut qu'il mette en lui sa confiance et accepte ce qu'il conseille.

NOTIONS
D'HYGIÈNE

I

CHOIX DU CLIMAT

1° Il n'y a pas de climats indemnes de tuberculose.

2° Aux *phtisiques débutants et apyrétiques*, les *climats d'altitude*, qui sont un stimulant, conviennent mieux.

Ex. : En France, le *Canigou* (660 mètres d'altitude).

En Suisse, *Saint-Moritz* (1850 mètres); *Davos* (1556 mètres).

La *plaine* est meilleure pour les *fébricitants*.

Ex. : En France : Sur le littoral méditerranéen : *Beaulieu, Cannes, le Cannet, Hyères, Menton, Monaco, Monte-Carlo, Nice, San Remo.*

En France : Sur le littoral atlantique : *Arcachon, Dax, Pau.*

En Algérie : *Alger, Biskra.*

En Egypte : *le Caire.*

Dans l'Adriatique : *Corfou.*

En Espagne : *Malaga, Valence*, etc...

3° Consulter son médecin pour choisir la station qui convient.

Chaque station présente ses avantages et ses inconvénients.

Ainsi *Cannes* ou *Menton* ne sont pas favorables, comme *Arcachon* ou *Pau*, aux tuberculeux éréthiques.

Les climats d'altitude ne conviennent pas aux emphysémateux, ni aux cardiaques, etc...

4° Aux *stations d'altitude*, arriver en été, y monter progressivement.

Y rester toute l'année, sauf pendant les trois mois de la fonte des neiges.

Sortir le matin vers 9 h. 1/2 ; rentrer au coucher du soleil.

5° Dans le *midi de la France*, arriver en octobre ; partir au mois de mai.

6° Sur le *littoral méditerranéen*, ne pas sortir le matin avant 9 heures, ni le soir après 4 heures.

Rentrer de 11 heures à 2 heures.

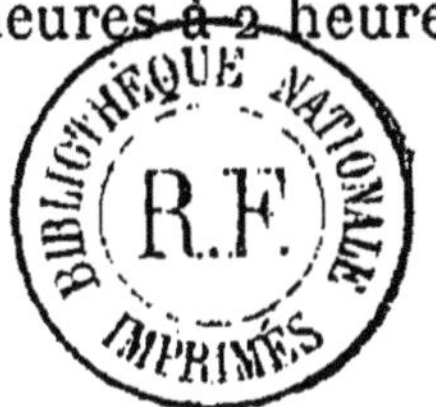

II

CHOIX DE L'HABITATION

L'habitation devra se trouver en pays sain, à la campagne, sur un sol bien perméable.

La meilleure *orientation* est celle qui aura la façade principale au Sud-Ouest, et la façade postérieure au Nord-Est.

Le meilleur *emplacement* est au versant d'un coteau, protégeant l'habitation contre les vents dominants de la région.

Il serait parfait d'être à proximité des bois, en air parfaitement pur.

La *maison* sera divisée en pièces suffisamment vastes; elle sera éclairée par de larges fenêtres, percée de portes permettant une ventilation facile.

Éviter les grandes maisons, composées d'un grand nombre de logements ou d'appartements, donnant sur des courettes obscures ou fermées.

III

INSTALLATION DE LA CHAMBRE ET DU LIT

Choisir une *chambre* sur le côté Sud-Ouest de la maison.

Prendre la plus grande de celles dont on pourra disposer, à moins qu'elle ne soit difficile à chauffer ou à ventiler.

Placer le *lit* en face de la fenêtre, en « lit de milieu », si possible.

Remplacer le lit de plume par un matelas de crin, l'édredon par une ou plusieurs couvertures de laine.

Avoir un lit bas ;

Avoir exclusivement pour soi sa literie, ses objets de toilette.

Entre la fenêtre et le lit, installer un *paravent*.

Supprimer les *tentures*, les *rideaux* de *lit*, les *meubles* encombrants ou inutiles, les *cadres*, etc...

IV

AÉRATION. — CHAUFFAGE. — NETTOYAGE

De l'air le plus possible.

La nuit, été comme hiver, garder la fenêtre de sa chambre grande ouverte.

Se couvrir plus ou moins, suivant la température.

En hiver, chauffer la chambre, de préférence avec du bois; obtenir, mais ne pas dépasser, une température de 16°.

Remplacer, autant que possible, le balayage et l'époussetage par le lavage.

Retourner la literie tous les jours et l'exposer une demi-heure à la fenêtre ouverte.

Passer dans une autre pièce, au moment où l'on nettoye la chambre.

La chambre terminée, y faire établir un courant d'air et n'y entrer qu'un instant après.

En un mot avoir peur des poussières.

V

DÉSINFECTION

Laver tous les endroits où la poussière a pu séjourner, avec une solution de sublimé à un pour mille.

Faire de fréquentes fumigations dans la chambre du malade. On trouvera (p. 43) quelques formules faciles à employer.

Surveiller attentivement les linges, chemises, draps tachés par les déjections.

Ne pas laisser dessécher les souillures.

Passer le linge immédiatement à l'eau bouillante.

Mais il est plus facile de ne pas infecter que de désinfecter; il suffit, pour ce faire, d'isoler le crachat (voir page 27).

VI

EXPECTORATIONS. — CRACHOIRS

Ne jamais cracher par terre, ni dans le mouchoir.

Chez soi, avoir un *crachoir d'appartement*.

Pour la ville, se procurer un *crachoir de poche*.

Au fond des crachoirs mettre *en permanence* un peu de liqueur de Van Swieten. Cette solution se prépare économiquement en faisant dissoudre dans un litre d'eau le paquet suivant :

Sublimé..................	1 gr.
Bleu Coupier.............	0.002 milligr.
Acide tartrique...........	2 gr.

(*Solution dangereuse : à étiqueter.*)

Les crachoirs seront vidés dans les cabinets d'aisances.

Ils seront lavés tous les jours, au même endroit, par un simple courant d'eau chaude.

Pour les stériliser, il suffira de les faire bouillir, pendant un quart d'heure, dans de l'eau simple ou mieux dans de l'eau additionnée d'un peu de carbonate de soude.

Il existe un grand nombre de crachoirs de poche. Nous donnons la préférence au modèle ci-dessous, construit sur nos indications.

Le crachoir de poche (fig. 1) se compose essentiellement de deux parties séparables : le récipient et le couvercle avec son armature.

Le récipient est un flacon en verre opaque de forme aplatie et à large ouverture; un entonnoir en verre, maintenu à l'intérieur du goulot par un bourrelet circulaire, empêche le contenu du flacon de remonter vers le couvercle.

Ce couvercle s'articule par une armature qui bascule autour de deux trous borgnes pratiqués dans l'épaisseur du verre *(fig. 2 et 3.)* C'est le procédé employé dans le bouchage de certaines bouteilles à bière. Un dispositif spécial permet au couvercle de s'ouvrir comme par une charnière *(fig. 2)*.

Ce modèle de crachoir, dans lequel on a évité l'emploi des vis, charnières, ressorts, etc., se nettoie avec la plus grande facilité et peut être bouilli dans toutes ses parties sans crainte de détérioration. Son peu de volume permet de le placer dans une poche de côté.

Maniement de l'appareil. — Le crachoir peut être manié d'une seule main, de préférence la main gauche.

Pour ouvrir l'appareil, le saisir par le bas du flacon en tenant l'armature en dehors. Repousser celle-ci en appuyant avec le pouce contre une des extrémités inférieures et ensuite relever le demi-cercle postérieur jusqu'à ce que le couvercle soit entièrement soulevé et redressé (*fig. 2*).

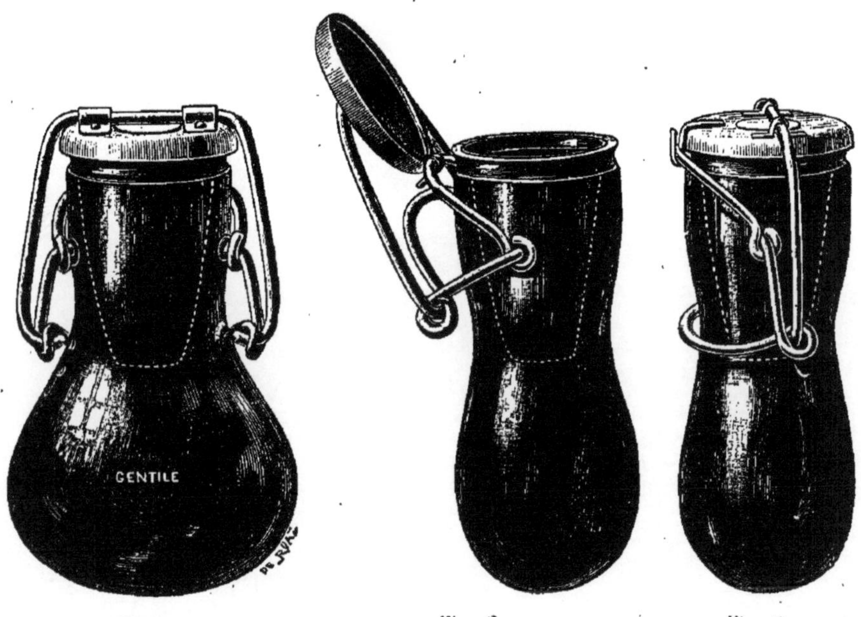

Fig. 1. Fig. 2. Fig. 3.

Pour le fermer, abaisser le couvercle avec l'index et peser sur le cercle inférieur, de manière à faire basculer en avant l'armature qui prendra sa position de fermeture.

Pour entretenir le crachoir en bon état d'asepsie, il sera utile de s'habituer à le démonter, en détachant l'armature métallique du récipient, d'où l'on retire aussi l'entonnoir, et de faire bouillir le tout dans une petite bouilloire affectée à cet usage.

VII

ALIMENTATION

Manger beaucoup.

Choisir avant tout ce qui plaît.

Faire quatre repas par jour, deux grands et deux petits.

Manger à des heures régulières, par exemple 8 heures, 11 h. 1/2, 4 h. et 7 h.

Aux deux principaux repas (11 h. 1/2 et 7 heures), prendre 50 à 200 gr. de viande crue, finement hachée divisée en petites boulettes et enroulée dans de la poudre de sucre.

Aux repas accessoires (8 h. et 4 heures), prendre, suivant le goût ou à tour de rôle, du lait additionné de café, chocolat, thé, rhum, cognac, des œufs crus ou cuits, seuls ou avec du lait, café, etc.., du beurre, en tartines salées, etc.

Contre les aliments qui sont susceptibles de communiquer la tuberculose, comme le foie, les ris, les rognons, employer méthodiquement la cuisson rigoureuse.

Enfin, stériliser le lait dont on ignore la provenance.

VIII

SURALIMENTATION. — BOISSONS

Employer la viande crue, la poudre de viande fraîchement préparée, la peptone de bonne qualité, le lait, les œufs, les aliments gras, l'huile de foie de morue.

Prendre par jour deux cuillerées à potage d'huile de foie de morue pure.

Arriver progressivement à prendre 4, 6, 8, 10 cuillerées par jour.

Si cela répugne, essayer la préparation suivante :

Huile de foie de morue.................	120 gr.
Rhum...............................	50 gr.
Essence de menthe......................	X gouttes.

Boire peu aux repas.

Prendre de la bière ou du vin coupé de moitié eau, ou encore des infusions de thé, tilleul, camomille.

Le vin de Bordeaux est celui qui convient le mieux.

L'alcool à très *petites* doses, à la fin des repas, est un bon stimulant, sauf chez les nerveux et les dyspeptiques.

Les apéritifs enfin sont absolument contrindiqués.

IX

SOINS DE LA BOUCHE ET DU NEZ

Tenir la barbe, la bouche, le nez, dans un état de propreté minutieuse.

Se brosser les gencives tous les matins avec une brosse dure et une poudre alcaline. On trouvera (p. 57) une formule de poudre.

Se rincer la bouche, après chaque repas, avec de l'eau boriquée tiède à quatre pour cent.

Surveiller l'état des dents.

Le soir, au coucher, enduire légèrement les narines de vaseline boriquée.

De temps en temps, priser un peu d'acide borique pulvérisé.

Le nez, la gorge, le pharynx, le larynx étant souvent le siège de lésions tuberculeuses ou d'affections prédisposant à la tuberculose, demander l'examen médical de ces organes.

X

VÊTEMENTS

Le choix des vêtements, non pas en tant que forme, mais en tant que qualité, n'est pas une question sans importance.

La plupart des malades se couvrent trop ou se couvrent mal.

Avant tout, il faut porter de la flanelle, été comme hiver.

Choisir des vêtements en tissus chauds et légers.

Le molleton et surtout le molleton blanc, la flanelle, le tissu des Pyrénées conviennent bien.

Le drap épais et lourd pour l'hiver; le coutil, la toile fine, le tussor pour l'été ne conviennent pas.

Éviter les vêtements en caoutchouc et les tissus dits *imperméables*.

Se couvrir peu pour la marche.

Emporter avec soi une pèlerine ou un pardessus, pour les jeter sur les épaules pendant le repos.

XI

EXERCICES DU CORPS. — REPOS

Cesser tout travail intellectuel ou physique, dans la mesure de ses moyens.

Passer tout le temps libre sur une chaise longue, les jambes couvertes.

L'hiver, garder la chambre devant la fenêtre ouverte.

L'été, rester dehors à l'abri du vent et du soleil.

Éviter les préoccupations d'affaires.

Éviter les réunions, les théâtres, les salles de jeu.

Pas d'équitation, pas de bicyclette, pas d'exercices violents.

Après les repas, faire une petite promenade, sans arriver jusqu'à la fatigue.

Consacrer, matin et soir, cinq minutes à faire attentivement de la gymnastique respiratoire; ce mouvement comprend deux temps:

1° Inspirer profondément en écartant les bras;

2° Expirer vite et fort;

En tout temps, surveiller la respiration, qui doit se faire par le nez.

XII

SOINS DE LA PEAU. — FRICTIONS BAINS

Tous les matins, avant de se lever, friction.

Commencer par les *frictions sèches*; pendant quinze jours, par exemple.

Continuer par les *frictions humides*.

Employer la flanelle imbibée d'alcool pur ou le gant de laine et l'eau de Cologne. Frotter la peau, jusqu'à ce quelle devienne rouge, mais sans susciter de douleur.

La friction terminée, rester sous les draps un quart d'heure.

Pas de friction le soir.

Prendre un *bain* toutes les semaines.

Le bain doit être tiède et non chaud.

Il doit être pris dans une pièce chaude et ventilée.

Durée dix minutes.

Sorti du bain, se frictionner ou se faire frictionner dans un peignoir tissu éponge.

Séjourner dix ou quinze minutes dans l'établissement avant de sortir.

Prendre un peu d'exercice avant de se reposer.

Il sera prudent de ne jamais prendre de bains sans l'avis du médecin.

Dans un certain nombre de cas, les bains sont déconseillés.

La même remarque s'applique aux douches.

XIII

PRÉCAUTIONS A PRENDRE AUTOUR D'UN TUBERCULEUX

Surveiller l'emploi constant du crachoir.

Éviter les manifestations de tendresses, surtout à l'égard des enfants.

Donner au malade, exclusivement pour lui, ses objets de toilette, ses objets de table : fourchette, verre, serviette, etc...

Le soir, faire évaporer dans sa chambre, dans une petite casserole d'eau, une cuillerée à café du liquide suivant :

Essence de cannelle	ââ 1 gr.
Thymol ou menthol	
Camphre	
Gaïacol	2 —
Alcool	100 —

Autre formule :

Goudron	ââ 10 gr.
Camphre	
Essence de térébenthine	
Teinture d'eucalyptus	20 —
Alcool à 90	100 —

à employer de la même façon que la précédente.

Pour les autres précautions, se reporter au chapitre désinfection.

QUELQUES SYMPTOMES

QUELQUES REMÈDES

I

QUELQUES SYMPTOMES

I. — Hémoptysie

L'hémoptysie est plus redoutable par ses effets désastreux sur l'état moral du malade et de sa famille que par son importance même.

Quand un malade crache ou vomit le sang, il s'effraye, se lève s'il était au lit, court s'il était levé, appelle à son secours, crie parce qu'on ne vient pas assez vite. Toute la maison arrive ; on l'entoure, on le presse de questions. On le remue pour lui placer un oreiller derrière les reins, puis un oreiller à droite, puis un oreiller à gauche. On lui fait chauffer des grogs, etc.

Au lieu de cela, il faudrait tout simplement le repos, de la glace et une seule personne près du malade.

Quand vous aurez une hémoptysie, étendez-vous de suite sur votre lit.

Appelez en frappant à une porte ou au mur, si vous n'avez pas de sonnette à votre disposition.

Causez à voix basse et le moins possible.

Demandez des boissons froides et des aliments froids.

Faites venir de suite le médecin, qui vous donnera les médicaments utiles.

Conservez cette immobilité pendant 48 heures après le dernier crachat sanguin.

II. — Toux

Des nombreux médicaments vantés pour calmer la toux, souvent si persistante et si pénible, les *opiacés* sont encore les meilleurs.

Je donne la préférence à la formule de Sabourin, suivant laquelle le malade aura toujours dans sa poche des pilules d'extrait thébaïque (un centigramme pour une pilule). Prendre une pilule, toutes les deux ou trois heures.

S'habituer petit à petit à tousser peu.

Résister au chatouillement de la gorge; c'est une question de volonté.

Ne céder à la toux que lorsqu'on sent le crachat.

Alors tousser pour cracher.

Ne jamais avaler le crachat.

III. — **Fièvre**

Le meilleur fébrifuge est le traitement général et l'air.

Le médicament le plus recommandable est l'*antipyrine*, par doses de 0 gr. 75 centigr. à 1 gr., à prendre, plusieurs fois, suivant l'importance des cas, dans les quelques heures qui précèdent le commencement de l'accès.

Suivant Daremberg, il ne faut pas prendre l'antipyrine pour abaisser la température, mais pour l'empêcher de monter.

L'antipyrine *en solution dans de l'eau de Vichy* fatigue moins l'estomac que les cachets.

Les dyspeptiques qui ne peuvent pas supporter la solution auront recours à la voie rectale.

II

QUELQUES REMÈDES

I. — Glycérophosphates

Les glycérophosphates sont une médication à l'ordre du jour.

Il faut se méfier des préparations merveilleuses, qui, sous forme de vin fortifiant, promettent la santé.

Les glycérophosphates ne sont pas solubles dans le vin.

Une bonne préparation est la suivante, que tout pharmacien peut donner :

Glycérophosphates de chaux................	o gr. 20
— de magnésie............	āā o gr. 15
— de fer..................	
p. 1 cachet nº 20.	

Un cachet à chacun des deux principaux repas.

II. — Arsenic

Un des médicaments les plus employés dans la tuberculose pulmonaire est l'arsenic.

On le prend sous forme de granules (*granules de Dioscoride*, de deux à six par jour), ou sous forme de solution concentrée (*liqueur de Fowler*, de deux à cinq gouttes à chacun des deux repas).

L'arsenic est contre indiqué chez les diarrhéiques et les dyspeptiques.

Depuis quelque temps, l'arsenic est employé à l'état organique, sous forme de *cacodylate de soude*.

La meilleure manière de l'employer est l'injection hypodermique.

Les résultats de cette médication sont des meilleurs.

III. — **Formules de vin tonique**

Arséniate de soude....................	0 gr. 10
Vin de quinquina.....................	200 c.c.
Vin de kola..........................	āā 150 c.c.
Vin de coca..........................	

Un verre à liqueur, à la fin de chacun des deux principaux repas.

AUTRE FORMULE DE VIN TONIQUE

Hypophosphate de chaux................	āā 2 gr. 50
— de soude...............	
Vin de quinquina au Malaga.............	āā 250 gr.
Vin de kola.........................	

Un verre à liqueur, à la fin de chacun des deux principaux repas.

IV. — **Formule de poudre pour l'antisepsie de la bouche**

Borate de soude........................	āā 5 gr.
Poudre de quinquina....................	
Magnésie calcinée......................	āā 8 gr.
Craie préparée.........................	
Essence de menthe......................	XV gouttes.

A employer sur une brosse dure, pour frotter les gencives.

V. — Formules de pulvérisation pour la gorge

Acide phénique........	3 gr.
Sublimé corrosif........................	0 — 50
Acide tartrique.........................	2 —
Chlorure de sodium......................	3 —
Alcool éthylique........................	25 —
Essence d'eucalyptus..........	trente gouttes
Eau.......................... q. s. p.	1 litre

Autre formule :

Benzoate de soude.......................	20 gr.
Acide borique...........................	10 —
Glycérine..........................	100 —
Eau distillée..................... q. s. p.	1 litre

Autre formule :

Menthol cristallisé.....................	1 gr.
Teinture d'eucalyptus...................	10 —
Alcool à 90°............................	70 —
Eau distillée...........................	150 —

à pulvériser dans la gorge, à l'aide d'un pulvérisateur à vapeur.

VI. — Remèdes délicats et dangereux

L'oxygène, l'éther, le bromure, contre les accès d'étouffement ;

L'ergotine, l'atropine, contre les sueurs nocturnes ;

L'ipéca, contre les difficultés de l'expectoration ;

Les pointes de feu, contre les douleurs thoraciques ;

Les amers, le bicarbonate de soude, l'acide chlorhydrique, les drastiques, contre les troubles de l'estomac ;

Les antiseptiques, comme le benzonaphtol ; les astringents, comme le tannin, le talc et l'acide lactique, contre la diarrhée,

sont d'excellents agents de guérison.

Mais leur emploi est délicat, parfois dangereux.

Ils ne seront pris que sur les conseils du médecin.

La présence du médecin est encore plus indispensable dans les complications dues aux maladies antérieures ou concomitantes, comme le diabète, la goutte, l'emphysème, l'asthme, etc.

III

RENSEIGNEMENTS A FOURNIR AU MÉDECIN

I. — ANTÉCÉDENTS HÉRÉDITAIRES

II. — MALADIES ANTÉRIEURES
ET LEURS DATES

III

RENSEIGNEMENTS A FOURNIR AU MÉDECIN

III. — MALADIE ACTUELLE

DATE DU DÉBUT

DATES DES DIVERS SYMPTÔMES ET TRAITEMENTS SUIVIS

III

RENSEIGNEMENTS A FOURNIR AU MÉDECIN

IV. — HÉMOPTYSIES

DATES

III

RENSEIGNEMENTS A FOURNIR AU MÉDECIN

V. — MENSTRUES

DATES

IV
TABLE DU POIDS

ANNÉE	MOIS	JOUR	POIDS	OBSERVATIONS

Recommandations. — Se peser tous les 8 ou 15 jours, le matin à jeun, après être allé à la garde-robe faire la tare des vêtements. Inscrire le poids en grammes, déduction faite du poids des vêtements.

IV

TABLE DU POIDS

ANNÉE	MOIS	JOUR	POIDS	OBSERVATIONS

Recommandations. — Se peser tous les 8 ou 15 jours, le matin à jeun, après être allé à la garde-robe faire la tare des vêtements. Inscrire le poids en grammes, déduction faite du poids des vêtements.

V
POULS ET TEMPÉRATURE

M ____

POULS

DATES	M	S	M	S	M	S	M	S	M	S	M	S	M	S	M	S	M	S	M	S	M	S	M	S	M	S	M	S
140																												
120																												
100																												
80																												
60																												
40																												

TEMPERATURE

DATES	M	S	M	S	M	S	M	S	M	S	M	S	M	S	M	S	M	S	M	S	M	S	M	S	M	S	M	S
41																												
40																												
39																												
38																												
37																												

V
POULS ET TEMPÉRATURE

M ____

POULS

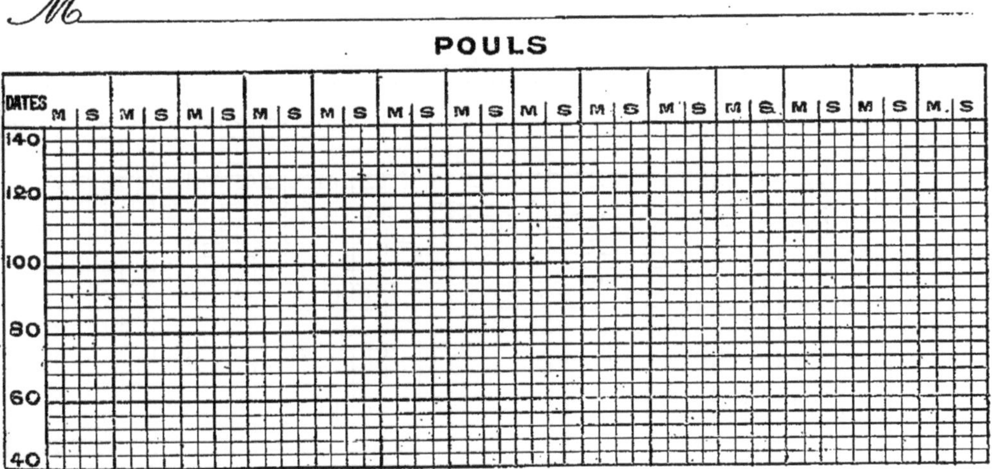

TEMPERATURE

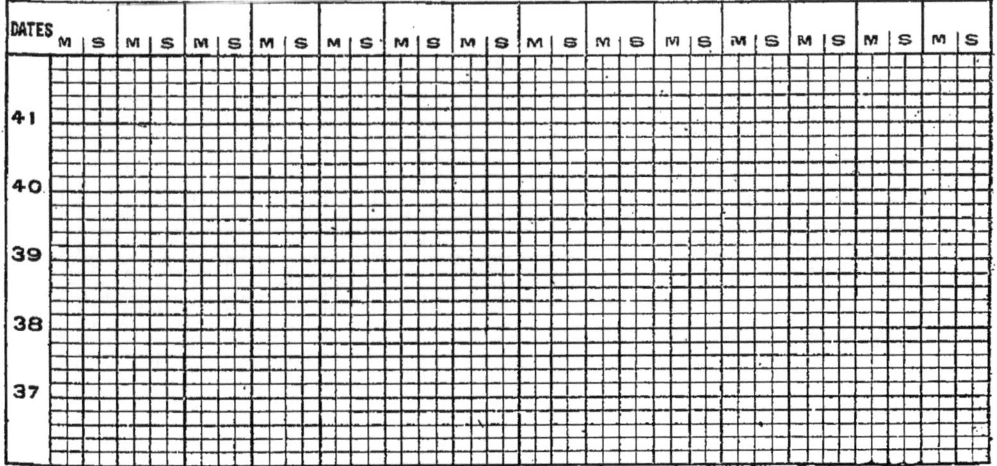

V

POULS ET TEMPÉRATURE

M____

POULS

DATES	M	S	M	S	M	S	M	S	M	S	M	S	M	S	M	S	M	S	M	S	M	S	M	S	M	S	M	S
140																												
120																												
100																												
80																												
60																												
40																												

TEMPERATURE

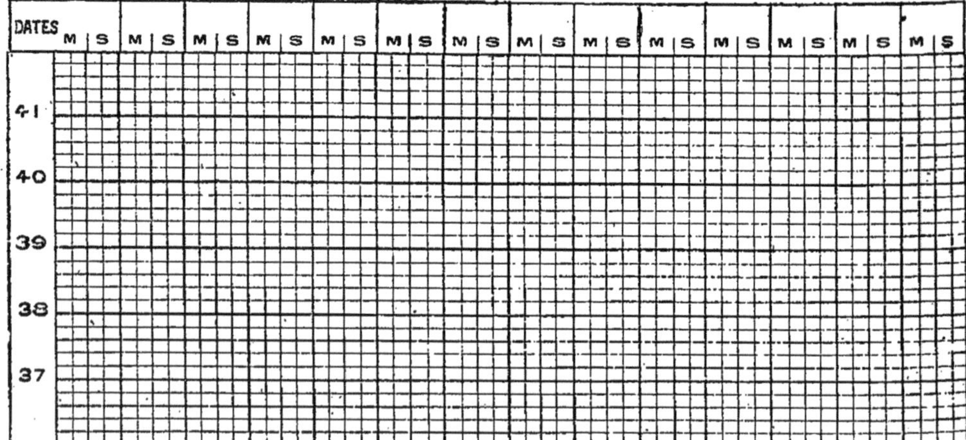

V

POULS ET TEMPÉRATURE

M ______________________________

POULS

DATES	M	S	M	S	M	S	M	S	M	S	M	S	M	S	M	S	M	S	M	S	M	S	M	S	M	S	M	S
140																												
120																												
100																												
80																												
60																												
40																												

TEMPERATURE

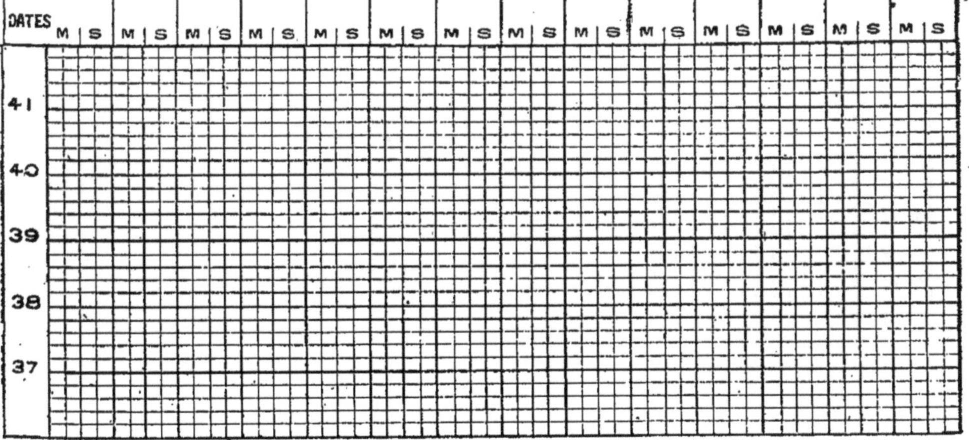

V

POULS ET TEMPÉRATURE

M ____

POULS

DATES	M	S	M	S	M	S	M	S	M	S	M	S	M	S	M	S	M	S	M	S	M	S	M	S	M	S	M	S
140																												
120																												
100																												
80																												
60																												
40																												

TEMPERATURE

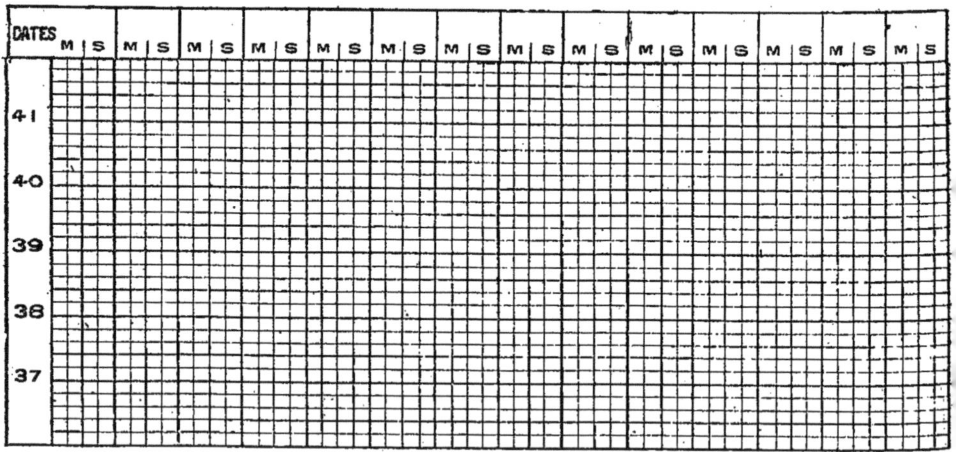

VI

POULS ET TEMPÉRATURE

M ____

POULS

DATES	M	S	M	S	M	S	M	S	M	S	M	S	M	S	M	S	M	S	M	S	M	S	M	S	M	S	M	S
140																												
120																												
100																												
80																												
60																												
40																												

TEMPERATURE

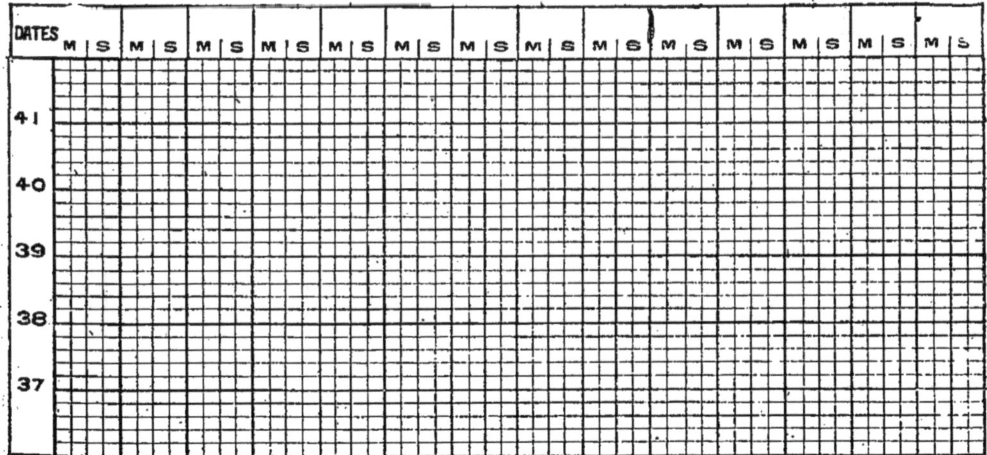

VI

ANALYSE DES CRACHATS

DATES	BACILLES DE KOCH	AUTRES MICROBES	ÉLÉMENTS CELLULAIRES

VI

ANALYSE DES CRACHATS

DATES	BACILLES DE KOCH	AUTRES MICROBES	ÉLÉMENTS CELLULAIRES

VII
ANALYSE DES URINES

VOLUME des 24 heures	DATE					
Couleur..........						
Réaction..........						
Densité..........						
Urée.............						
Phosphates.......						
Chlorures........						
Acide urique.....						
Sucre............						
Albumine........						
Sucre............						

VII
ANALYSE DES URINES

VOLUME des 24 heures	DATE					
Couleur						
Réaction..........						
Densité						
Urée.............						
Phosphates.......						
Chlorures...,.....						
Acide urique						
Sucre............						
Albumine.........						
Sucre............						

VII
ANALYSE DES URINES

VOLUME des 24 heures	DATE					
Couleur..........						
Réaction.........						
Densité..........						
Urée...........						
Phosphates.......						
Chlorures.......						
Acide urique.....						
Sucre............						
Albumine						
Sucre............						

BIBLIOTHÈQUE NATIONALE R.F. IMPRIMÉS

TABLE

BIBLIOTHÈQUE NATIONALE R.F. IMPRIMÉS

Poitiers. — Imp. BLAIS et ROY, 7, rue Victor-Hugo

www.ingramcontent.com/pod-product-compliance
Ingram Content Group UK Ltd.
Pitfield, Milton Keynes, MK11 3LW, UK
UKHW020351180726
13839UKWH00003B/1034

9 782329 162478